XVᵉ VOYAGE D'ÉTUDES MÉDICALES

aux Stations Thermales
du Centre de la France

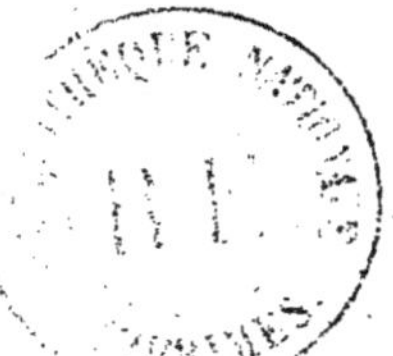

ROYAT -:- 9 Septembre 1921

CONFÉRENCE

PAR

MM. le Professeur **RATHERY**, de la Faculté de Médecine de Paris

le Docteur **MOUGEOT**, Médecin Consultant à Royat

CLERMONT-FERRAND

IMPRIMERIE GÉNÉRALE, DE BUSSAC, 2, COURS SABLON

1922

XVᵉ VOYAGE D'ÉTUDES MÉDICALES

aux Stations Thermales
du Centre de la France

— ✳ —

ROYAT -:- 9 Septembre 1921

— ✳ —

CONFÉRENCE

PAR

MM. le Professeur RATHERY, de la Faculté de Médecine de Paris
le Docteur MOUGEOT, Médecin Consultant à Royat

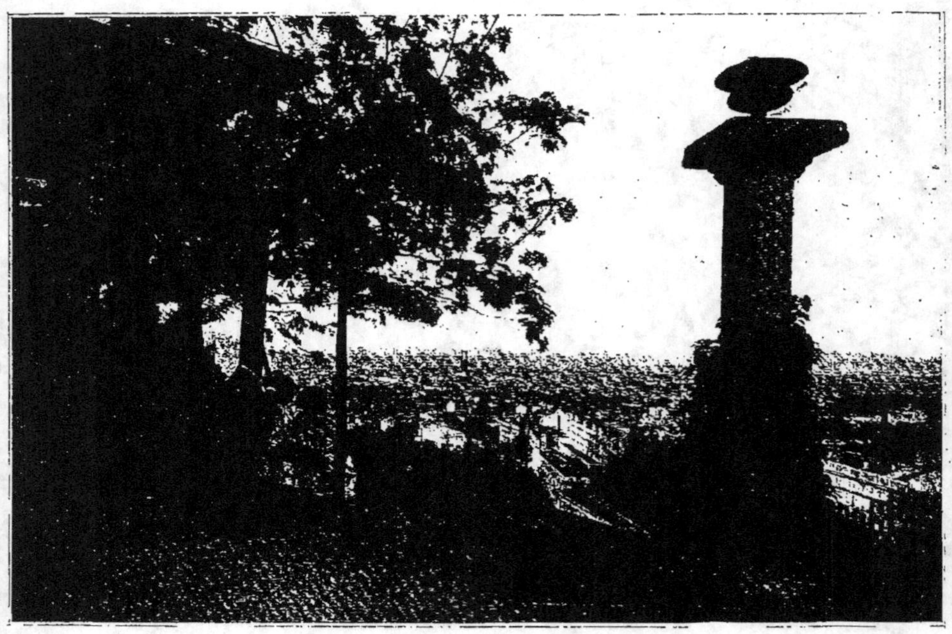

STATION THERMALE DE ROYAT
(Vue panoramique)

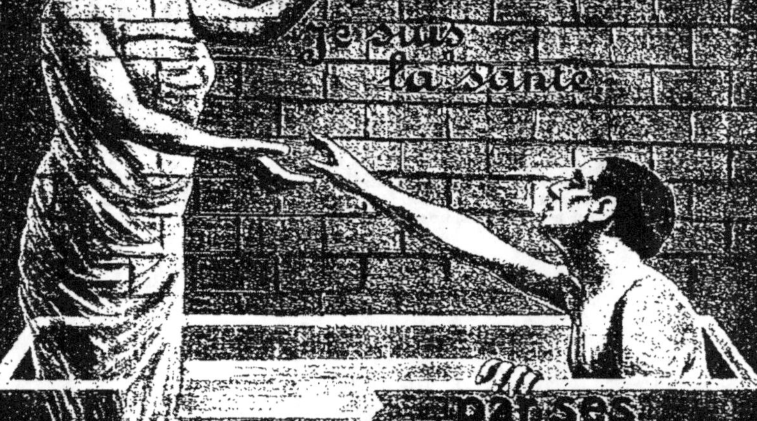

ROYAT
AUVERGNE
je puis la santé
BAINS CARBO GAZEUX
puises
GUÉRIT
Coeur gras, emphysème,
hypertension, artério-sclérose
et en général
les affections du coeur

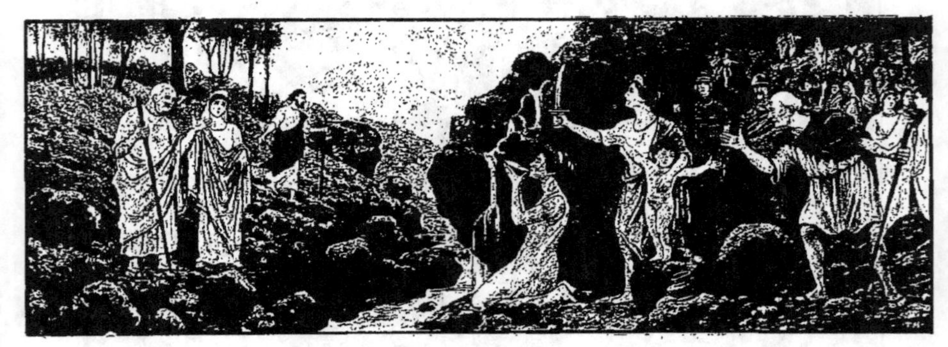

Royat à l'époque Gallo-Romaine

« NIL SUB SOLE NOVI ! »

« ...Il y a près de deux mille ans que les Sénateurs, les Magistrats de
« la Cité, les Consuls, les Orateurs sont venus, comme aujourd'hui, soigner
« les défaillances de leur santé et puiser des forces dans l'air pur des
« montagnes d'Auvergne. Les soldats s'y refaisaient promptement de leurs
« fatigues ou des blessures faites par la hache gauloise, et demandaient une
« ardeur nouve'le à ces eaux éminemment reconstituantes. »

Les Substructions Gallo-Romaines de Royat.
Dr PETIT.

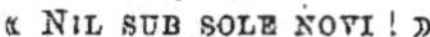

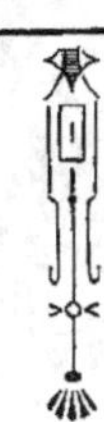

CONFÉRENCE

DE

M. le Professeur RATHERY

MESDAMES, MESSIEURS,

Les eaux de Royat que vous venez de voir, d'étudier, présentent des caractères sur lesquels je ne veux pas insister parce
que mon ami M. le Docteur Mougeot, va vous en parler tout à
l'heure.

Cependant, comme je dois traiter exclusivement des indications des eaux minérales de Royat, je suis obligé de vous dire
quelques mots très rapides de leurs propriétés, de façon à ce
que vous sachiez quelles indications répondent aux propriétés
de ces eaux.

Vous avez vu que les eaux de Royat **ont un débit considé-**

rable, qu'elles **sont extrêmement chargées en acide carbonique** ; c'est là le point le plus important, et dont il faudra vous rappeler.

Je vous dirai cependant que les eaux de Royat ont une certaine minéralisation, une minéralisation de 5 grammes 500 renfermant un peu de bicarbonate de soude. Mais, elles renferment **surtout du fer et de l'arsenic.** C'est d'ailleurs la seule chose que j'aie à vous dire au point de vue des indications.

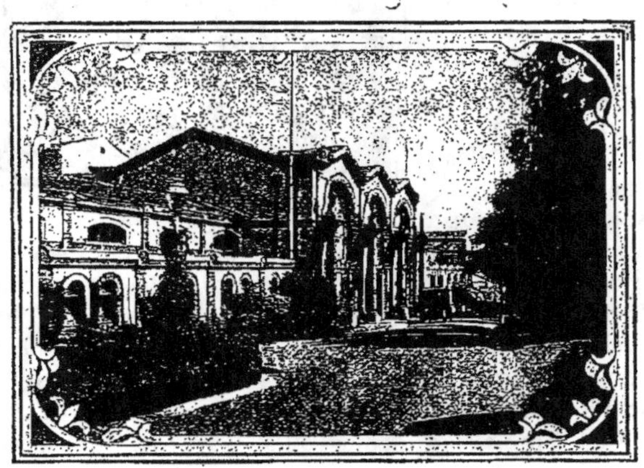

ROYAT - Le Grand Etablissement

Eh bien, quelles sont les maladies que vous allez traiter à Royat ?

Les eaux de Royat ont différentes propriétés. D'une part, ce sont des eaux stimulantes de l'organisme ; elles *agissent sur le métabolisme général,* et un ancien médecin de Royat, M. BOUCAUMONT, avait noté déjà depuis longtemps l'augmentation de l'excrétion d'urée à la suite d'ingestion d'eau de Royat.

En second lieu, les eaux de Royat sont des eaux toniques par le fer et l'arsenic qu'elles renferment et *agissent sur l'anémie.*

Enfin, en troisième lieu, les eaux de Royat agissent en tant que bains carbo-gazeux par la dose considérable d'acide carbonique qu'elles renferment. *Elles agissent ainsi sur le cœur et la circulation.*

Or, il se trouve que les deux principales propriétés des eaux de Royat sont celles que l'on avait surtout en vue autrefois lorsqu'on envoyait des malades à Royat, lorsque, plus exactement, les médecins étrangers à la station envoyaient des malades à Royat. Ils y envoyaient des malades parce que les eaux de Royat sont toniques et, d'autre part, parce qu'elles agissent d'une façon générale sur la nutrition. D'où certaines indications des eaux de Royat.

Mais, depuis que ce torrent considérable d'acide carbonique qui existe dans les eaux de Royat, a servi au point de vue thérapeutique, il se trouve que les nouvelles indications des eaux de Royat ont dépassé de beaucoup

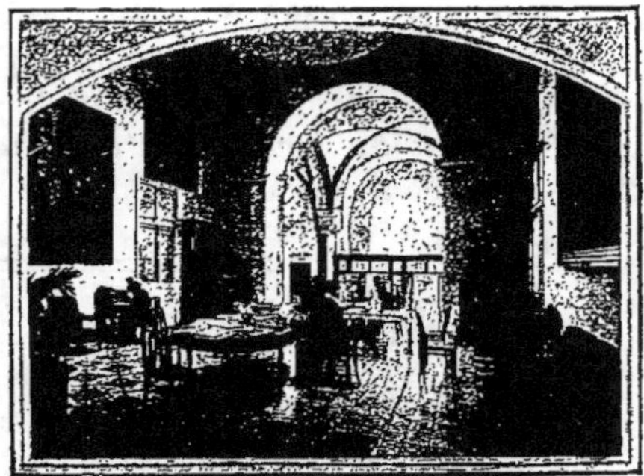

Salle d'attente du Grand Etablissement

les indications anciennes et que la station qui était, mon Dieu, un peu comme les autres — à ce propos je me rappelle qu'il y a quelque 35 ans, quand je suis venu à Royat, on y soignait surtout les anémiques et malades présentant les indications secondes dont je viens de parler — la station recevait certes des malades, mais pas énormément. Au contraire, depuis que Royat s'est spécialisée, depuis qu'à Royat on s'est servi de cet acide carbonique, depuis que l'établissement thermal est aménagé pour que soient soignés surtout à Royat les malades atteints de lésions cardio-vasculaires, depuis que les médecins de Royat s'étant spécialisés dans l'étude de ces maladies cardio-vasculaires, sont devenus des cardiologues extrêmement distingués, et

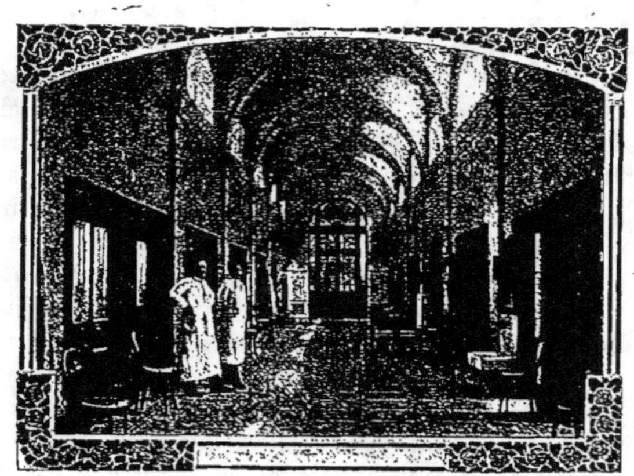

Une galerie de Bains A — Grand Etablissement

depuis ce moment-là, la vogue de Royat a été considérable.

Eh bien, Messieurs, Royat **représente donc un exemple**, pourrait-on dire, **pour toutes les stations thermales, car Royat a su adapter la caractéristique principale de ses eaux à une indication et, Royat s'étant spécialisée dans les maladies cardio-vasculaires, a acquis la vogue mondiale que vous connaissez.**

Je ne veux pas vous parler, Messieurs, de l'action des bains carbo-gazeux car le docteur Mougeot vous en parlera tout à l'heure. Je vous dirai tout simplement que grâce à ces bains carbo-gazeux, en agissant surtout sur le spasme périphérique on peut provoquer, suivant que l'on donne un bain A ou un bain B, une chute de la tension artérielle ou bien, au contraire, augmenter l'énergie de la tonicité du cœur et obtenir un certain relèvement de la tension lorsqu'elle fléchit.

Il y a donc là un effet très important qui se double également d'un effet sur la diurèse, faisant secréter l'urine.

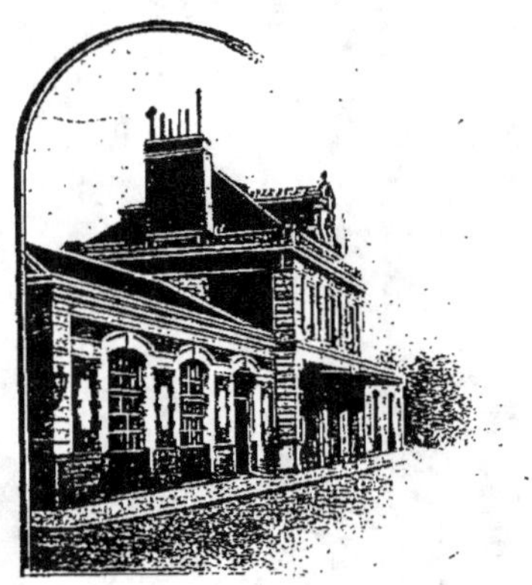
Gare de Royat

Le bain n'a pas seulement une action sur la tension artérielle, mais encore par action réflexe, une action sur les pulsations ; ils agissent enfin sur le métabolisme général, ce qui fait que les bains carbo-gazeux répondent à des indications toutes particulières.

Ceci dit, quels sont les malades que nous allons envoyer à Royat ?

Une indication primordiale, celle qu'il vous faut bien retenir, c'est que vous enverrez ici les malades atteints de certaines affections cardiaques.

Vous pouvez schématiser en disant que vous enverrez à Royat les malades atteints *d'affections cardio-vasculaires*. Quelles sont ces affections, quels sont ces malades ? C'est sur ce point surtout que je vais m'étendre.

Je ne vous dirai que quelques mots des indications secondaires qui faisaient autrefois l'indication principale des eaux de Royat.

Mon Dieu, Royat est assez grande dame à l'heure actuelle pour laisser quelque peu de côté ces indications secondaires ;

non pas que je veuille dire que les eaux de Royat ne puissent agir dans ces cas-là, mais l'indication est tellement importante pour les affections cardio-vasculaires qu'il y a intérêt à ce que Royat s'y tienne.

Dans les maladies de l'appareil cardio-vasculaire, quels sont les malades que vous enverrez à Royat ?

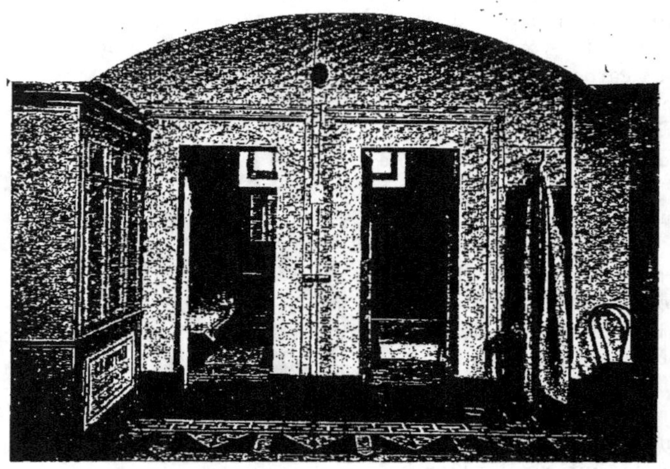

D'une part, les malades atteints *d'hypertension* artérielle, mais quelle forme d'hypertension artérielle ? Il est bien certain que vous n'enverrez pas à Royat des malades présentant une ectasie aortique très accusée ou de la néphrite chronique.

Non, pas ces malades-là. Ce n'est pas à ce moment-là que vous pourrez agir sur l'hypertension.

Vous enverrez à Royat les malades atteints *d'hypertension à son début*, lorsque prédominent les *phénomènes de spasme périphérique* sur lesquels les eaux de Royat vont agir et ainsi les malades atteints d'hypertension fonctionnelle, les surmenés, les femmes au moment de la ménopause, les malades présentant des phénomènes d'arthrite, et même certains malades présentant des phénomènes d'angor, pourvu que ce soient là symptômes de lésions athéromateuses, lorsqu'ils ne sont pas très accusés.

Ces malades-là sont légion. Et c'est à cette phase que vous pouvez agir efficacement.

Voilà donc un premier groupe de malades atteints d'affections cardio-vasculaires que vous enverrez à Royat : malades atteints d'hypertension artérielle presque pure, malades atteints

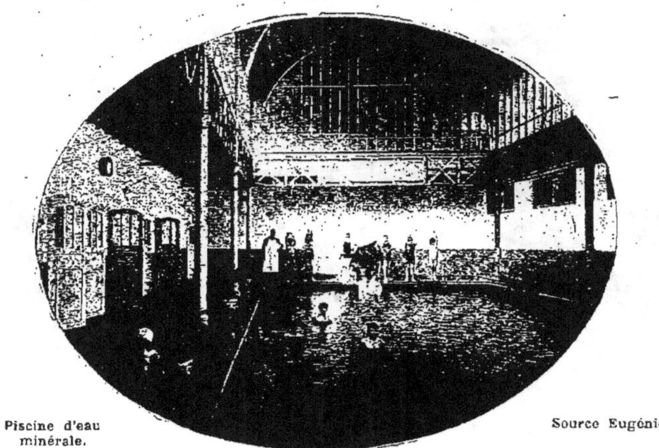

Piscine d'eau minérale.   Source Eugénie.

d'hypertension artérielle avec lésions légères au niveau de l'aorte, avec lésions très légères au niveau du cœur.

Il y a un *deuxième groupe* de malades cardio-vasculaires que vous enverrez à Royat : ce sont les *cardiaques proprement dits.* Ce sont les malades qui présentent une *légère dilatation du cœur gauche,* chez les artério-scléreux ; une *légère dilatation du cœur droit* chez les emphysémateux ; les malades présentant des phénomènes *d'insuffisance fonctionnelle légère,* chez les mitraux, chez les arthritiques mêmes.

Eh bien, dans ces cas-là, vous pourrez avoir une action bienfaisante des eaux de Royat, grâce justement à ce fait que par les bains carbo-gazeux vous pouvez avoir une double action, pourrait-on dire, suivant que vous dosez la quantité d'acide carbonique.

Il est bien certain que vous n'enverrez pas à Royat les grands cardiaques, ceux qui présentent des œdèmes périphériques, les cardiaques anciens avec néphrite chronique. Ces malades-là, il ne faut pas les envoyer à Royat.

Troisième groupe de cardiaques, (et toujours des cardiaques) qui se trouveront très bien des eaux de Royat, constitué par les malades qu'on a appelés les *faux cardiaques,* présentant des troubles d'angor tabagique, d'angor dyspepsique, les malades présentant des phénomènes de palpitation, de croissance, d'arythmie,

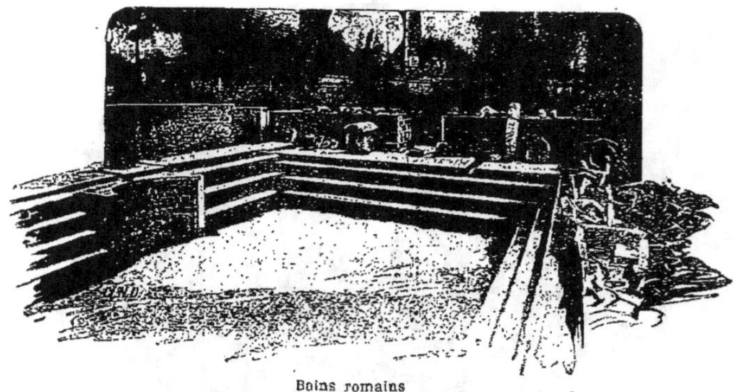

Bains romains

de maladie de Basedow, de tachycardie ; tous ces malades qui présentent des manifestations cardiaques sans lésions proprement dites.

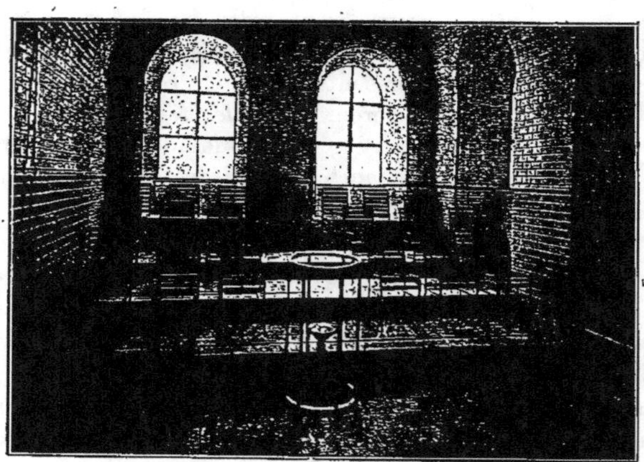

Une Salle d'Aspiration

Voici, Messieurs, l'indication primordiale, et je pourrais m'en tenir là, mais je veux cependant vous dire un mot des *indications secondes*, parce que dans ces indications secondes, certains points sont intéressants et montrent que les anciens médecins de Royat qui soignaient certaines affections obtenaient souvent des résultats excellents, parce qu'il y avait derrière ces affections certains phénomènes de sclérose vasculaire, des phénomènes d'hypertension qui n'étaient pas encore étudiés.

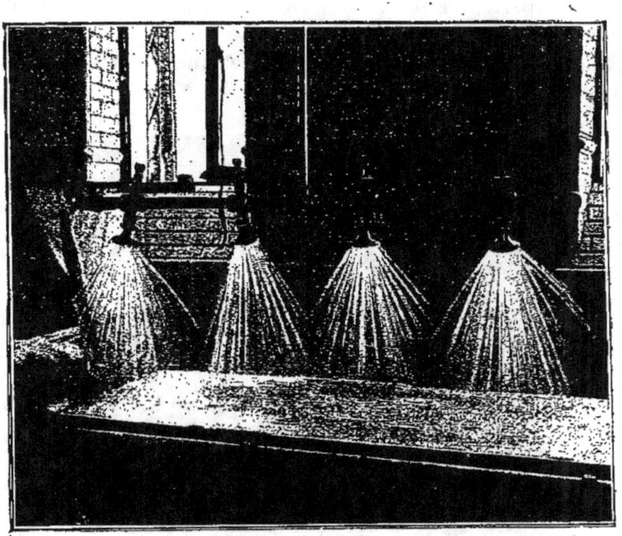

Une Salle de Massage sous l'eau

Une des indications des eaux de Royat était, autrefois, l'arthritisme et les maladies de la nutrition. On allait à Royat se soigner parce qu'on présentait ces phénomènes arthritiques qui sont, mon Dieu, un peu vagues, mais cependant réels, et on allait à Royat parce qu'on présentait des phénomènes de congestion au niveau des appareils respiratoires, congestions laryngées, congestions pulmonaires ; on envoyait à Royat des malades présentant de l'angine granuleuse, de la laryngite ou bien des manifestations cutanées sous forme d'eczéma, d'acné ou des manifestations fugitives sous forme d'hypochlorhydrie, toutes affections qu'on décrivait autrefois sous le nom *d'arthritisme ou manifestations d'arthritisme.*

Or, Messieurs, à l'heure actuelle, après les expériences récentes sur les eaux de Royat, expériences dont le point de départ a été, pourrait-on dire, à Royat même et qui

se sont étendues à toutes les stations thermales, il semble
que les eaux minérales présentent une propriété à laquelle je
ne puis consacrer beaucoup de temps aujourd'hui, mais dont
je vous parlerai peut-être à La Bourboule, *propriété anti-
anaphylactique.*

Les expériences faites à Clermont par MM. Billard et Mougeot,
et d'autres encore, ont montré que l'eau de Royat possédait
quelques propriétés anti-anaphylactiques, certaines eaux de
Royat plus exactement.

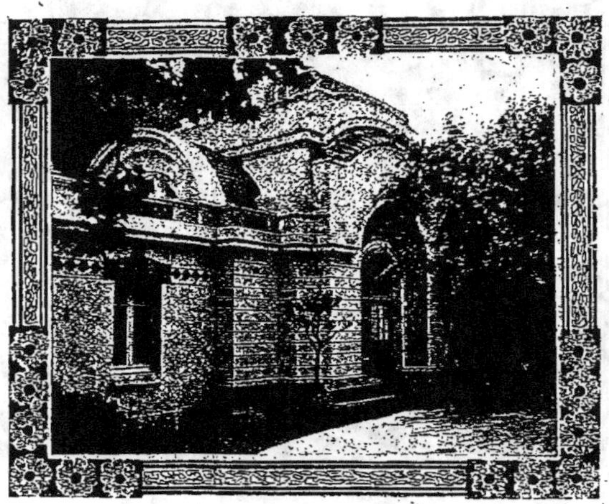

Etablissement St-Mart

On a dit que certaines maladies de la nutrition, que les affections dites arthritiques, étaient des manifestations d'anaphy-
laxie. C'est une théorie. Est-elle exacte ? On ne peut encore
l'affirmer.

**Mais il est intéressant de montrer que des expériences
récentes sont venues confirmer des données certaines
sur l'action des eaux de Royat sur l'arthritisme.**

A côté de ces manifestations dites arthritiques, Royat était
depuis fort longtemps vanté pour d'autres maladies de la nutrition, la goutte et le diabète.

Il y a une source, la **Source Saint-Mart**, qu'on a qualifiée
**de fontaine des goutteux parce qu'elle renferme de la
lithine.** On la prescrivait autrefois, on la prescrit encore dans
les petites manifestations de la goutte, de la goutte articulaire,

les petites douleurs articulaires, les hémorragies, les phénomènes dyspepsiques, les migraines, toutes ces *petites manifestations de début de la goutte.*

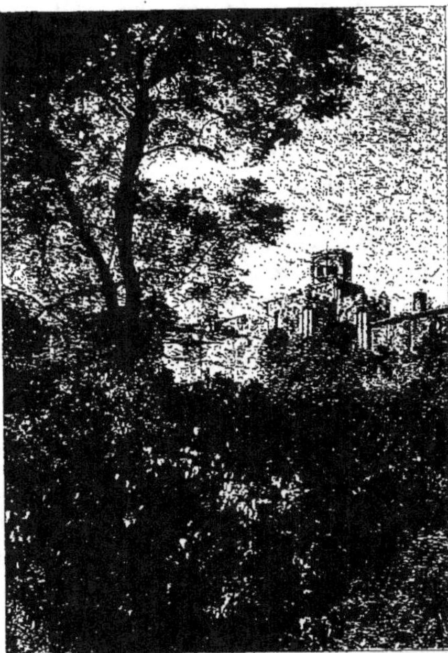

Vieille Eglise de Royat

Or, je le répète, il est fort possible que les eaux de Saint-Mart agissent parce qu'elles ont de la lithine, et aussi de l'acide carbonique, ce qui nous permet d'agir également sur l'appareil cardio-vasculaire qui est très fréquemment touché.

Dans le diabète, l'indication est peut-être plus importante encore que dans la goutte. **Car Royat est station diabétique depuis longtemps, et l'est encore.** Il faut donc vous dire un mot sur les indications particulières de Royat dans le diabète.

Il existe comme vous le savez, deux formes de diabète : le diabète simple et le diabète constitutif. Mais, ainsi que je vous l'ai dit à Vichy, n'envoyez pas dans cette station les diabétiques constitutifs, les malades ayant une légère tendance d'acidose. **Au contraire, à Royat certains diabétiques constitutifs** avec légère acidose peuvent obtenir de bons résultats, mais soyez prudents.

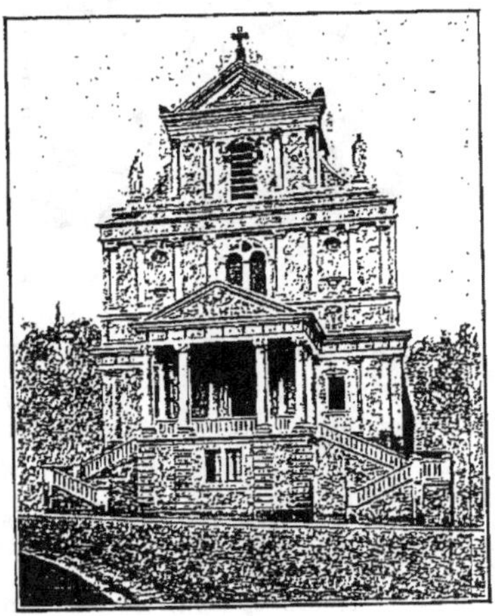

Eglise des Baigneurs

En somme l'indication de Royat peut exister, mais elle est extrêmement délicate à donner.

Par contre, chez les diabétiques simples, les eaux de Royat peuvent donner de bons résultats, mais dans des indications particulières, *chez les diabétiques simples atteints d'hypertension artérielle*.

Or, contrairement à ce qu'on croyait autrefois, tout diabétique n'est pas atteint d'hypertension artérielle. L'hypertension artérielle n'est pas un symptôme de diabète. Il existe de l'hypertension artérielle chez certains diabétiques, mais pas chez tous. **Donc envoyez à Royat les diabétiques dans ce cas, surtout lorsqu'ils présentent des phénomènes de** *claudication intermittente*, **ces symptômes préliminaires de gangrène, accident redoutable, et dans le traitement desquels l'eau de Royat peut donner des résultats inespérés.**

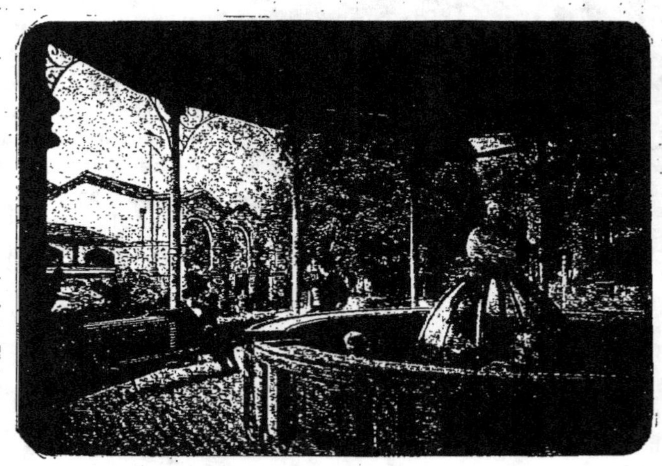

Source Eugénie et (Buvette)

Vous pourrez envoyer ici les diabétiques présentant certaines manifestations articulaires relevant de l'hypertension artérielle. Vous voyez donc que si, dans le diabète, Royat donne souvent de bons résultats, ce n'est pas tant parce qu'il renferme du fer et de l'arsenic, mais parce qu'il agit sur l'hypertension artérielle lorsque le diabète s'en complique.

Deuxième indication secondaire. Après les malades de la nutrition, *les anémiés*. Ah ! ici, je serai très rapide. Il faut envoyer à Royat les anémiques, parce qu'ils y prennent du fer, les paludéens, les chlorotiques, les coloniaux ainsi que toutes les autres formes d'anémie. Je passe...

Troisième indication, les tabétiques. C'est une indication particulière très spéciale : certains types de *tabétiques atteints de formes torpides avec anesthésie, troubles sphinctériens et d'incoordination.* **Mais Royat n'est pas indiqué pour les tabétiques douloureux avec douleurs fulgurantes.**

Toutes ces indications, Messieurs, sont des indications secondaires.

Je ne voudrais pas que vous croyiez, après les quelques mots que je viens de vous dire, que Royat devrait soigner les diabétiques, les anémiques, les goutteux, les tabétiques. Je voudrais que vous reteniez surtout une chose : c'est que *Royat doit avant tout soigner les hypertendus*, les malades atteints d'affections *cardio-vasculaires* avec les manifestations multiples qui se rencontrent au cours de *l'hypertension dans la goutte, le diabète* et sont, en somme, des complications de ces maladies, **et que la grande indication des eaux de Royat est et doit rester avant tout : les phénomènes d'hypertension artérielle.** *(Applaudissements).*

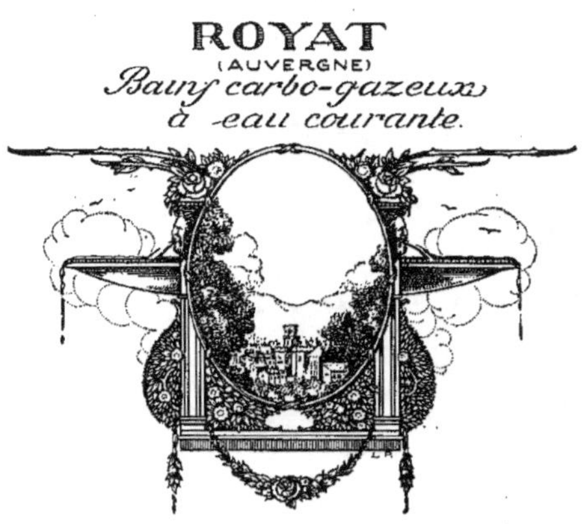

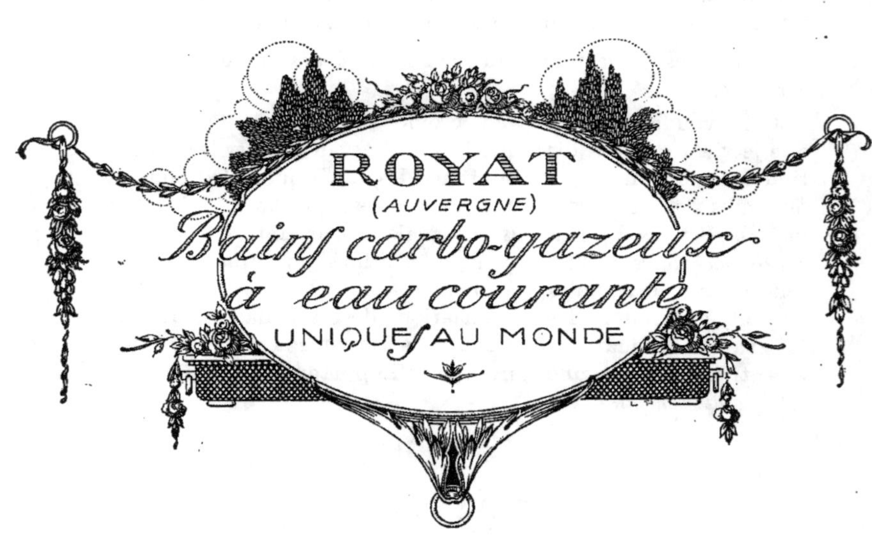

ROYAT
(AUVERGNE)
Bains carbo-gazeux
à eau courante
UNIQUES AU MONDE

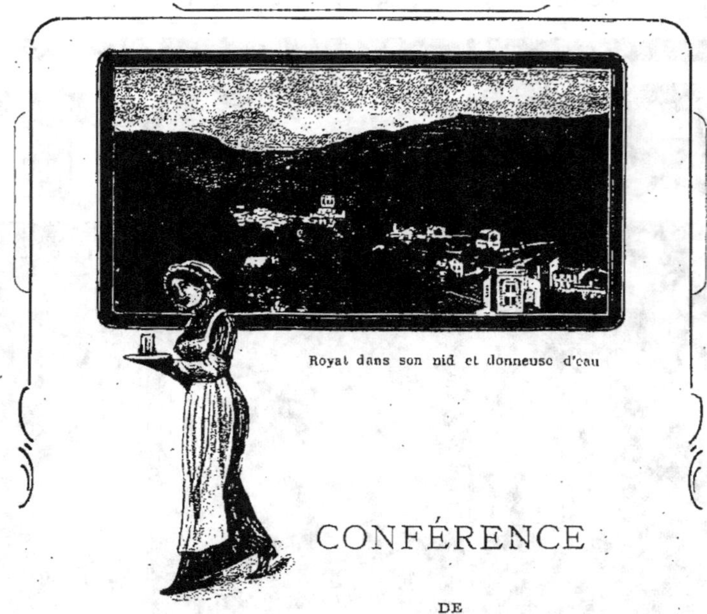

CONFÉRENCE

DE

M. le Docteur MOUGEOT

MESSIEURS,

Comme l'a très bien dit M. le Professeur Rathery, vous êtes venus ici pour visiter une station qui a une caractéristique hydrologique très nette, **c'est de posséder des bains hydro-carboniques à température naturelle et à eau courante, c'est-à-dire avec toutes les qualités natives de l'eau minérale.**

Je ne puis envisager avec vous toutes les modalités de l'action thérapeutique de l'eau prise en boisson, donnée en douches, bains, pulvérisations, massages. Je suis chargé d'étudier un point tout à fait spécial et capital dans notre thérapeutique locale : c'est la question de l'effet physiologique et physio-pathologique du bain.

J'ai été désigné par mes collègues pour vous exposer ces effets physiologiques, et je considère cette mission comme une périlleuse charge, parce qu'il est très difficile pour un modeste praticien de prendre la parole après un maître qui, dès le début de ses études médicales, s'est préparé au côté didactique de la médecine. Je réclame de votre amitié l'indulgence nécessaire pour ne pas établir de comparaison entre mon exposé et celui de M. le Professeur Rathery.

Ceci dit, j'étudierai les quatre points capitaux dans l'action physio-pathologique du bain.

C'est, 1º la vaso-dilatation périphérique et profonde ; 2º l'action hypotensive sur la pression artérielle, 3e l'action sur le rythme, ralentissement du rythme cardiaque, 4º l'action cardio-tonique, effet secondaire sur le muscle cardiaque.

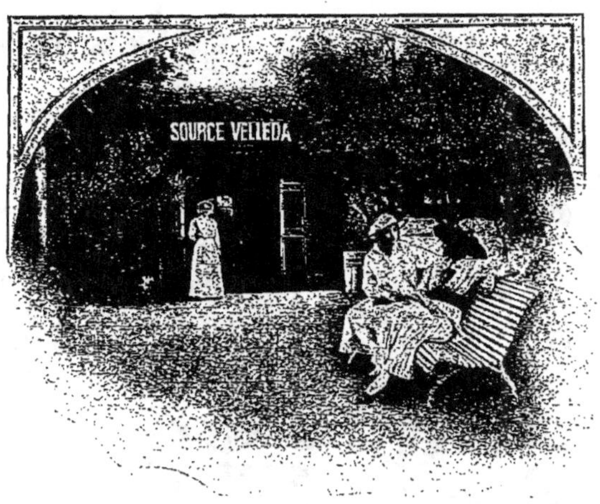

A. — Messieurs, si vous aviez, ce que je souhaite, le désir et la curiosité de prendre un bain après cette conférence, vous pourriez faire sur vous-même une expérience très simple. Vous pourriez laisser en dehors de la surface de l'eau la moitié de l'avant-bras et vous constateriez que cette partie émergée conserve une coloration rigoureusement normale et que tout ce qui a été immergé présente une coloration rose vif qui est la caractéristique de la *vaso-dilatation périphérique.*

Par conséquent, aux yeux du plus profane, la vaso-dilatation périphérique apparaît d'une façon tout à fait évidente et je puis vous en donner la preuve. Si nous avons la curiosité d'inscrire avec des appareils appropriés le pouls capillaire, nous constaterons entre le tracé pris avant le bain et le tracé pris pendant le bain *une augmentation considérable d'amplitude du pouls capillaire.*

Une autre façon de mettre en évidence cette vaso-dilatation périphérique , c'est de prendre le graphique oscillométrique de l'artère humérale ou de l'artère radiale ; nous trouvons avant le bain un tracé oscillométrique en forme de cloche, et pendant le bain , nous avons une forme tout à fait différente, une *forme trapézoïdale* dans laquelle il y a un plateau extrêmement large au lieu d'un sommet arrondi. Et, de

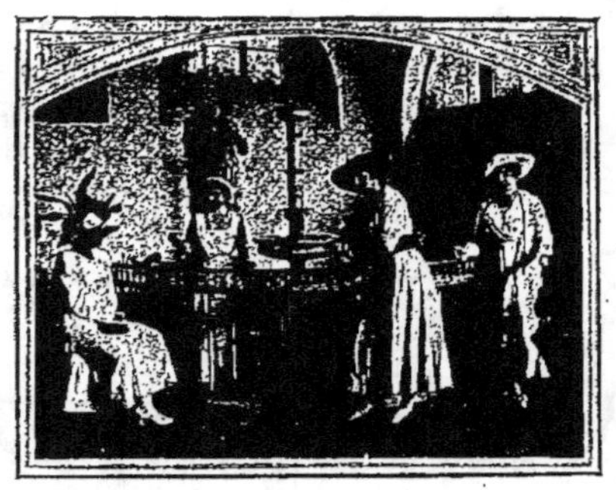

Buvette Source " Velleda "

l'avis d'un physio-pathologiste éminent, le professeur Billard (de Clermont-Ferrand), cette modification ne peut s'expliquer que par une dilatation des artères profondes des membres.

Mais, direz-vous, cette vaso-dilatation des membres n'a pas grand intérêt parce que si, par suite du réflexe de François Franck, cette dilatation est compensée par une vaso-constriction profonde dans le domaine viscéral, je ne vois pas en quoi les malades que nous enverrons à Royat bénéficieront de la cure ?

A ceci, je répondrai qu'à coup sûr il y a, au contraire, une vaso-dilatation jusque dans les organes profonds et j'en trouve la preuve, une des preuves, dans l'action sur la diurèse.

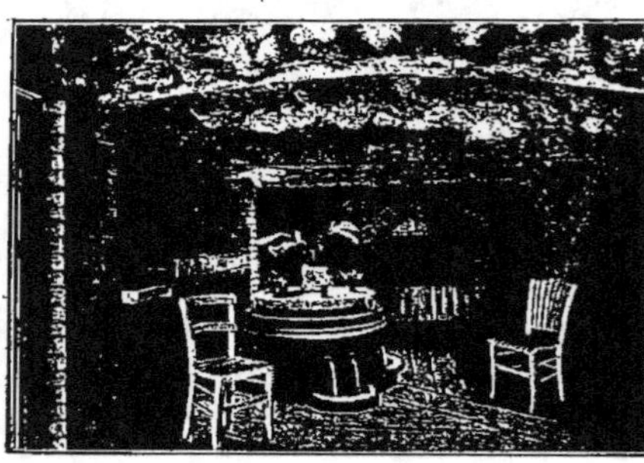

Buvette Source Saint-Victor
(dans son béton romain)

Tous les sujets qui se baignent à Royat éprouvent au cours du bain et immédiatement après, un besoin d'uriner impérieux et émettent une quantité abondante d'urine. Vous comprenez que, si au cours du bain il se produit

une aussi active sécrétion urinaire, elle ne peut s'expliquer que
parce qu'il a passé dans l'appareil rénal une quantité de sang
anormalement abondante, ce qui ne s'explique que par un effet
de *vaso-dilatation profonde.*

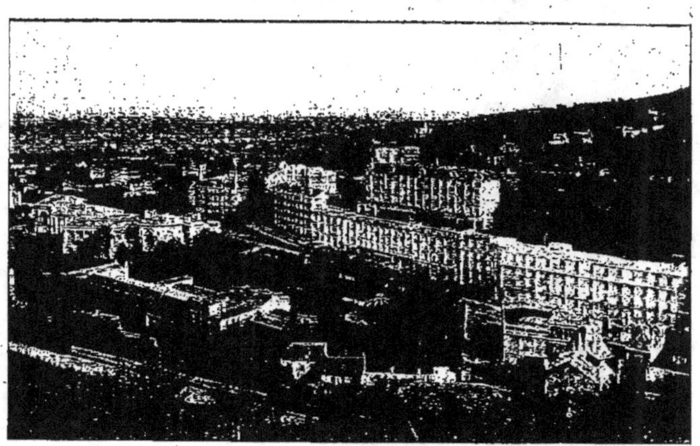
Groupe thermal et Hôtels les plus proches

Messieurs, à quoi tient cette vaso-dilatation ? C'est très facile
à dire. Nous avons autrefois cru, moi comme tant d'autres, que
cette vaso-dilatation pouvait être un effet réflexe, étant donné
que le tégument était exposé à des bulles de gaz carbonique
ayant 34 degrés, et à côté des bulles, à de l'eau à même température. Ainsi il y aurait une espèce d'excitant d'ordre physique
étant donné que le gaz à 34 degrés est hyperthermal, chaud
pour nos sensations et que l'eau minérale à 34 degrés est au
contraire à température indifférente.

A la suite d'expériences multiples dues à plusieurs observa-
teurs différents, nous pouvons affirmer aujourd'hui que cette
vaso-dilatation est essentiellement le fait du gaz thermal. La peau
absorbe les gaz. Il y a résorption du gaz thermal à travers les
téguments. Cette résorption est assez active pour se traduire par
des phénomènes bulbaires, *excitation du centre respiratoire du
bulbe, amplification des mouvements respiratoires et ralentissement
du rythme respiratoire,* la ventilation pulmonaire devenant beaucoup plus active.

Mais, il y a plus ; c'est qu'on a mensuré le coefficient respiratoire et on a vu que ce coefficient était supérieur à l'unité. Par conséquent, il y a une telle disproportion entre l'acide carbonique exhalé et l'oxygène consommé dans le même temps que, certainement, cet excès d'acide carbonique était dû à l'introduction à travers les téguments du gaz thermal. Je dois ajouter que ces expériences ont été faites avec beaucoup de précaution. On avait mis un masque hermétique autour de la tête du sujet examiné, avec communication directe et unique avec l'air extérieur. Par conséquent, il ne s'agissait pas d'une inhalation par la bouche et les voies respiratoires d'un excès de gaz carbonique contenu dans l'atmosphère de la cabine de bain.

Par conséquent, Messieurs, la vaso-dilatation est absolument générale. Elle se fait sentir surtout sur les téguments immergés, mais aussi dans tout l'organisme. Des expériences très récentes faites pendant la guerre par des physiologistes japonais ont montré que si on fait passer dans un organe en circulation artificielle un liquide irrigateur très légèrement surchargé d'acide carbonique, on obtient une vaso-dilatation totale de l'organe. Voilà ce que nous obtenons ici.

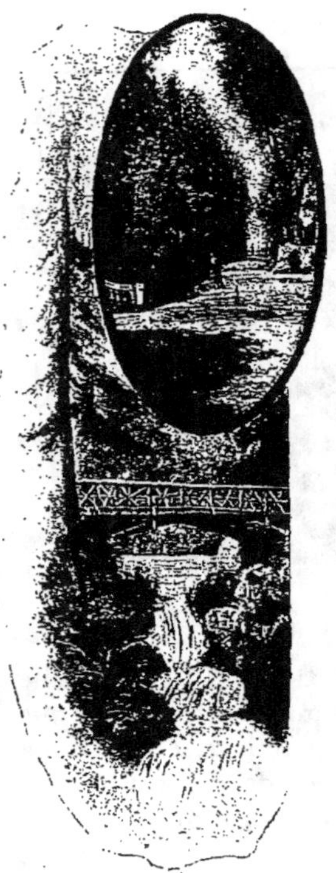

Vues prises dans le Parc thermal

B. — Une autre preuve que cette vaso-dilatation est bien généralisée, c'est que nous assistons au cours du bain, et de façon immédiate, dans les quatre premières minutes, à une chute énorme de la pression artérielle.

C'est ainsi que nous voyons couramment les deux pressions maxima et minima descendre de trois centimètres de mercure, quels que soient les sphygmomanomètres employés, et ils donnent tous les mêmes chiffres, des résultats rigoureusement concordants, quand ils sont lus d'une façon correcte, sans erreur d'ordre hydrostatique. Si la mensuration est rigoureusement faite, *on trouve constamment dans nos bains à température indifférente une chute de pression de trois centimètres portant également sur la maxima et la minima.*

Le seul fait que cette chute de pression se fait en bloc sur les deux tensions est également un argument, à mon sens, très probant, en faveur d'une action périphérique, parce que s'il

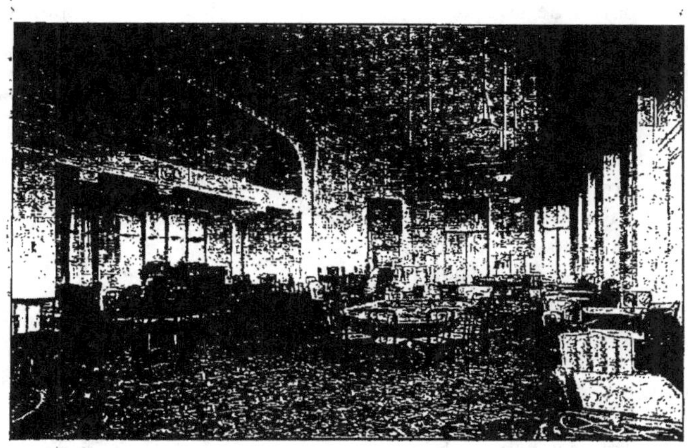

Salle des Fêtes du Casino

s'agissait d'une action sédative sur le muscle cardiaque vous auriez un abaissement portant électivement sur la pression systolique, et la pression diastolique resterait constante. Le seul fait de cette hypotension en bloc montre que vous avez ouvert les vannes périphériques et dilaté tous les vaisseaux capillaires.

Je vous dirai, Messieurs, à cet égard, qu'il ne faut pas baser sur les faits constatés dans l'organisme en état d'équilibre physiologique, l'action thermale d'une cure. Si vous faites l'expérience sur un sujet en état d'équilibre physiologique, vous verrez que la pression s'est haussée activement pendant le bain mais que, au bout de vingt minutes, elle aura recouvré son chiffre initial. Il est certain que tout sujet sain, détourné de l'équilibre physiologique, tend à le reprendre aussitôt.

Mais, si vous avez mis dans le même bain un sujet atteint d'une hypertension, et avant tout d'une hypertension d'ordre spasmodique, vous verrez que cette hypertension abaissée par le premier bain, tend à récidiver, avant le second bain.

Mais, à partir du quatrième, l'effet hypotenseur se prolonge d'un bain à l'autre.

D'ailleurs, en règle générale, cette hypotension, qui est le point capital de notre thérapeutique, se fait sentir d'une façon extrêmement nette dès le premier jour de la cure et augmente encore jusqu'au dixième jour et, après, reste étale. Mais cette seconde partie de la cure est extrêmement précieuse pour maintenir d'une façon aussi durable que possible le résultat obtenu par les premiers bains.

C. — Vous vous rappelez que le troisième point capital de la cure de Royat, du bain de Royat, est le ralentissement du rythme cardiaque. Mais, sur ce point, je tiens à faire une distinction et vous dire qu'ici vous avez deux grandes classes de bains. C'est le bain à température indifférente, (bains du Grand Etablissement), et les bains qui sont donnés d'une façon à peu près constante à une température inférieure à la zone indifférente. (Ce sont précisément les bains des sources Saint-Mart et César).

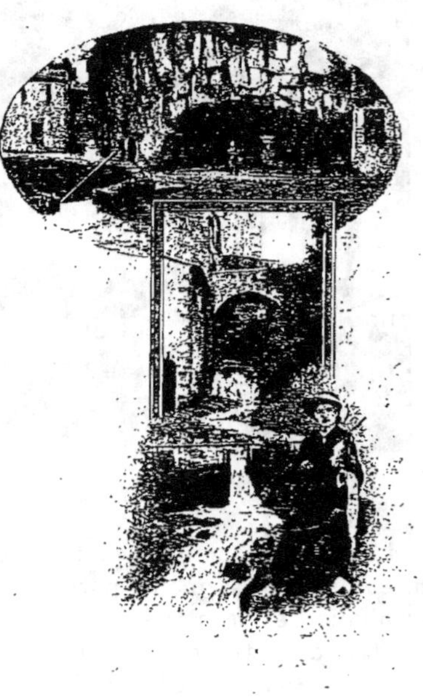

En haut : La Grotte des Lavouses
En bas : Cascade près de la Grotte

C'est, qu'en effet, la question température intervient d'une façon essentielle. Dans le bain à température indifférente vous obtenez au maximum le phénomène hypotensif et, au contraire, dans les bains à température inférieure à la zone indifférente, vous obtenez de façon élective l'action sur le ralentissement du rythme cardiaque et l'action cardio-tonique. D'ailleurs, je reprendrai tout à l'heure cette comparaison d'une façon plus explicite.

Messieurs, vous pourriez penser que si nous faisons d'une façon aussi brutale une dilatation périphérique, qui se produit aussi bien vers les téguments que vers les artères profondes des membres et jusque dans les viscères abdominaux, nous allons supprimer pour une grande partie les résistances périphériques, et par conséquent affoler le rythme cardiaque ? C'est en effet ce qui se passerait d'après la loi de Marey qui a dit :

« Si toutes choses restant égales du côté du système nerveux, « on diminue fortement la résistance périphérique, on accélère « le rythme cardiaque. »

Or, dans le bain de Royat, il n'en est rien. Nous assistons au contraire à un *ralentissement du rythme cardiaque* très appréciable. Dans les bains les moins gazeux, nous voyons un ralentissement courant de 6 à 8 pulsations par minute. Dans les bains les plus gazeux et plus frais, nous voyons des ralentissements de 8 à 20 pulsations. Et si nous baignons un malade atteint de tachycardie simple et même de tachycardie basedowienne, nous observons des ralentissements atteignant souvent 30 pulsations par minute.

Par conséquent, vous voyez qu'il y a quelque chose de spécial du côté du rythme cardiaque, du système nerveux régulateur du rythme cardiaque, et ce quelque chose nous ne pouvons l'expliquer que *par un réflexe cardio-modérateur.*

D'où vient-il ? Vous avez déjà vu une *excitation par l'acide carbonique* en léger excès dans le sang artériel se faire sur le centre respiratoire du bulbe, mais ne vous étonnez pas que le même effet se fasse sentir sur un centre immédiatement voisin, précisément sur *le centre cardio-modérateur du plancher du quatrième ventricule.*

Si vous baignez un sujet en état d'équilibre physiologique, la bradycardie sera tout à fait transitoire, Mais, si vous baignez un sujet en état de déséquilibre physiologique, un malade tachycardique, vous additionnerez au cours de la cure l'action modératrice de chaque bain, vous arriverez en fin de compte à un retour du rythme cardiaque vers la normale.

Ce ralentissement se fait même sentir sur les sujets en état de tachy-arythmie complète par fibrillation auriculaire.

D. — Enfin, Messieurs, quatrième point, il y a *l'action cardiotonique.* Comment l'apprécier ? Vous pourrez l'apprécier comme nous en vous servant de *l'oscillomètre* Pachon. Vous verrez que si la pression tombe, cela n'empêche pas *l'amplitude de la course de l'aiguille d'augmenter au cours du bain.*

En conséquence, voilà déjà une action cardio-tonique. D'une part, le fait que l'abaissement de pression porte pour ainsi dire exclusivement sur la pression minima, la pression différentielle restant constante est encore un argument qui montre que l'action cardio-tonique se fait sur le muscle myocardique.

D'autre part, la clinique thermale de Royat comporte de nombreux malades atteints de dilatation soit du cœur gauche (pour la plupart des hypertendus), soit du cœur droit (ce sont quelques emphysémateux et bronchitiques auxquels un médecin avisé a jugé meilleur de prescrire la cure de Royat plutôt que

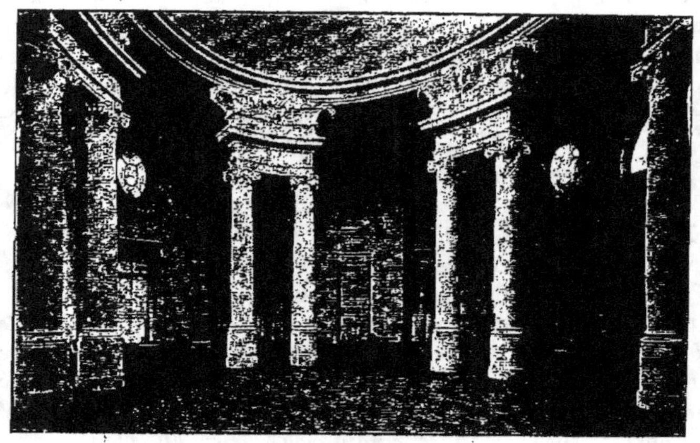

Une Salle du Cercle du Casino

celle du Mont-Dore). Et dans ces cas, vous voyez *la dilatatiou cardiaque se réduire progressivement au cours de la cure* et, même, de façon immédiate dès le premier bain.

Si nous n'apprécions la diminution du volume du cœur que par la percussion, nous ferions probablement une erreur d'appréciation parce qu'en vertu de l'ampliation pulmonaire nécessitée par l'augmentation de la ventilation respiratoire, nous aurions une apparence de réduction de la matité cardiaque.

Mais nous pouvons l'apprécier à l'aide de l'examen radioscopique, par la délimitation orthodiagraphique, avec des rayons parallèles entre eux. Grâce à cette méthode, nous pouvons absolument affirmer qu'en effet la dilatation cardiaque est diminuée et heureusement combattue par le premier bain, et encore davantage par la succession des bains de Royat.

Nous trouvons encore un argument en faveur de l'action cardio-tonique dans ce fait qui, dans certains cas, montre une action lointaine inverse de l'action immédiate. J'en donne pour preuve l'hypotension minima de certains insuffisants aortiques. En effet, prenez pour exemple un jeune sujet atteint d'insuffisance aortique d'origine rhumatismale ou un sujet d'âge moyen atteint d'insuffisance d'origine syphilitique. Vous pouvez, *lorsque le ventricule a diminué de tonicité*, trouver chez ces malades un énorme abaissement de la pression diastolique. Cet abaissement est encore accentué au cours du bain, mais remarquez que, finalement, dans l'intervalle des bains on voit cette *pression diastolique remonter vers la normale* parce que justement la tonicité du ventricule gauche tend à recouvrer son degré physiologique et que le ventricule gauche tend à faire de plus en plus obstacle au cours rétrograde du sang.

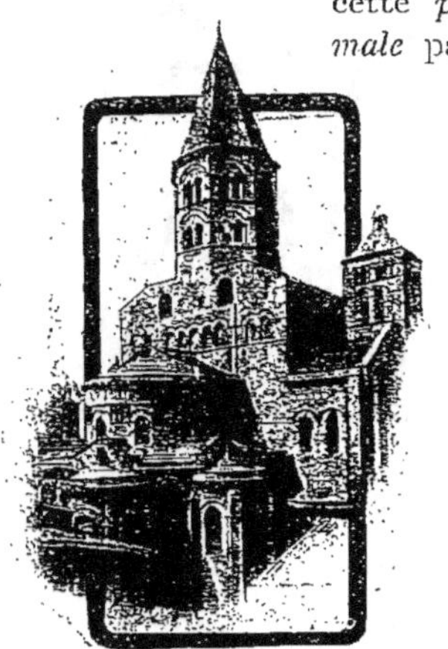

Eglise de N.-D. du Port
à Clermont-Ferrand
Chef-d'œuvre de l'art Roman auvergnat

Voilà un fait très intéressant dans lequel nous trouvons, sur le vif encore, l'action tonique sur le muscle cardiaque.

Messieurs, il me reste à établir un *parallèle essentiel entre les bains à température indifférente et les bains à température plus fraîche et plus riches en gaz carbonique.*

C'est qu'en effet, à notre point de vue, nous avons là le véritable champ de bataille de nos *deux actions antagonistes* sur lesquelles nous insistons à volonté, soit sur l'une, soit sur l'autre.

Le bain indifférent est donné à température naturelle, dans le Grand Etablissement, par **la Source Eugénie ;** c'est donc l'effet éminemment vaso-dilatateur et surtout hypotenseur. C'est là le véritable bain des hypotendus et nous pouvons, lorsque nous le voulons, l'accentuer ou le modérer d'après la durée du bain, L'action cardio-tonique est plus forte dans le bain B que dans le bain A, celui-ci étant l'hypotenseur-type.

Mais, avec les autres **sources, César** et **Saint-Mart,** nous pouvons au contraire accentuer d'une façon toute spéciale l'effet ralentisseur du rythme cardiaque et l'effet cardio-tonique, l'effet régulateur de la tonicité des ventricules, l'effet régulateur du rythme cardiaque.

Maintenant, Messieurs, ne croyez pas que nous donnons toujours le bain à température native. Evidemment, nous n'allons pas baigner de grosses lésions cardio-aortiques dans des bains très inférieurs à la température indifférente, celle-ci étant aux environs de 34 degrés. Mais il nous est loisible de réchauffer légèrement les bains de César et de Saint-Mart et de mettre nos malades les plus délicats dans un bain très gazeux progressivement refroidi. De même nous pouvons mettre dans un bain à température native de 30, 29 ou 28 degrés les malades atteints de simples troubles fonctionnels, sans aucune lésion aortique.

Messieurs, je ne saurais trop insister **sur l'immense variété de la gamme de bains que nous avons ici.** Mais, en somme, tout se résume en ce fait, que nous avons, comme le violoniste, une action de la main gauche et une action de la main droite, et que de la main gauche nous pouvons appuyer sur l'effet vaso-dilatateur tandis que de l'autre nous pouvons appuyer sur l'effet cardio-tonique et, par une certaine virtuosité — je demande pardon de vanter les mérites des médecins de la station — nous acquérons cependant une certaine virtuosité, — nous savons ménager l'effet cardio-tonique et l'effet hypotenseur à notre gré dans le but d'obtenir toujours, pour le plus grand bien des malades qui nous sont confiés, l'effet maximum de la thérapeutique locale.

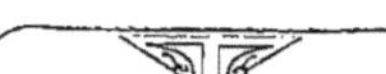

Sommet du Puy de Dôme Alt. 1465 m

l'Observatoire et le Temple de Mercure

Château de Tournoël

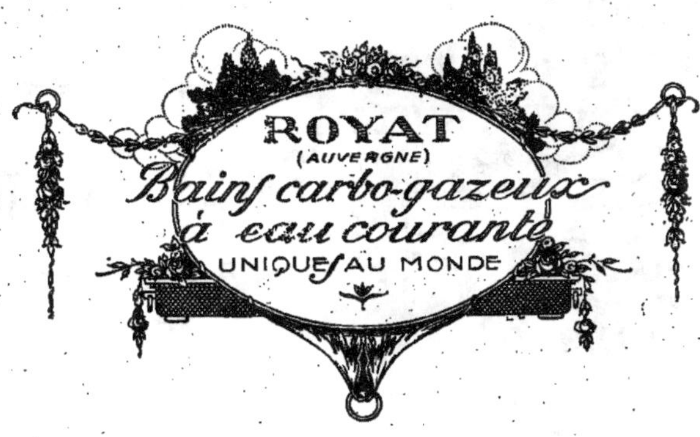
ROYAT
(AUVERGNE)
Bains carbo-gazeux
à eau courante
UNIQUES AU MONDE

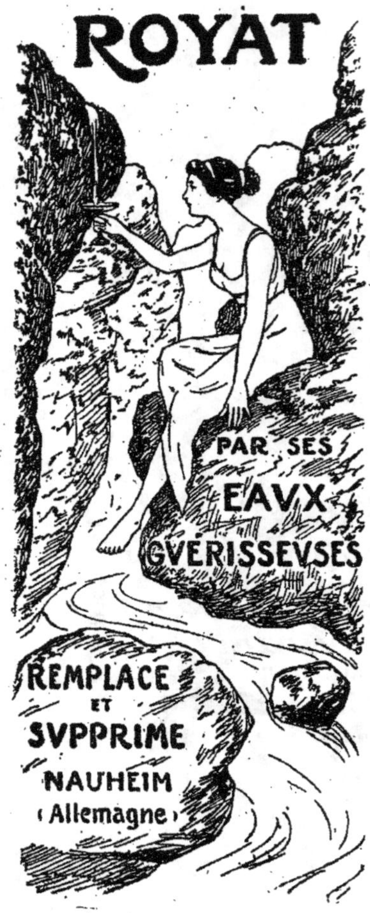

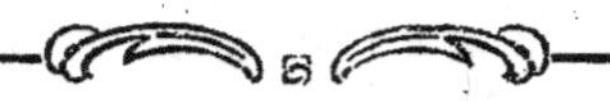

ÉTABLISSEMENT THERMAL : Cinq Sources

Bains Carbo-Gazeux
Hydrothérapie :: Piscine de Natation
Pulvérisation :: Humage
Bains de Lumière :: Bains Hydroélectriques, etc.
Radiographie
:: Education Physique ::

BUREAU DE RENSEIGNEMENTS : PARIS — 1, RUE AUBER